NOTICE

SUR LE

DERMOMÉTRISME

DE LA

FORCE VITALE MÉDICATRICE

Moyen sûr de savoir si
une médication est bonne ou
mauvaise.

Méthode du Dr Collongues.

1887

APPRÉCIATION

D'UN MEMBRE DE L'INSTITUT DE FRANCE

Sur le Dermométrisme

Je suis avec le plus vif intérêt la marche de vos études et de vos découvertes dermoscopiques. Cette vue d'une force vitale pouvant être évaluée dermométriquement me paraît singulièrement profonde et féconde. J'admire la précision de vos observations, la netteté du langage avec laquelle vous les exposez. J'admire, peut-être, davantage encore la connaissance que vous avez du temps présent tourné aux microbes et la fermeté patiente qui fait vous en remettre à l'avenir pour le triomphe final de la science que vous avez fondée. Allons ! courage ; le triomphe viendra peut-être plutôt que vous ne pensez. Vous avez fait un pas encore puisque vous avez un sûr moyen de savoir si une médication est bonne ou mauvaise.

LE DERMOMÉTRISME

DE LA FORCE VITALE MÉDICATRICE

ou moyen sûr de savoir si une médication est bonne ou mauvaise.

Qu'est-ce que le Dermoscope ? C'est un hygromètre médical ou pèse-transpiration sensible ou insensible de chaque main séparément à $+34°$.

Qu'est-ce que la Dermoscopie, la Dermométrie, le Dermométrisme de la force vitale ? C'est la science de la vie de la peau par le dosage de la sécrétion cutanée de chaque main chaude. Le système des mesures de la transpiration des mains est appelé « dermométrique » parce qu'il dérive de l'équilibre ou du déséquilibre des quantités produites par la force vitale sécrétoire de la peau comparée entre la main droite et la main gauche.

Comment trouve-t-on la formule der-

momélrique, *la force vitale dermométrique et force vitale dermométrique
médicatrice ?* On calcule dans une *première épreuve* les quantités hygrométriques de la main droite, 2 minutes ;
les quantités de la main gauche, 2 minutes ; on établit le *premier rapport*
en mettant à 100 le chiffre de la main
droite quel qu'il soit Ce rapport indique un *premier état vital dermométrique*. On calcule dans une *deuxième
épreuve* les quantités hygrométriques
de la main droite, de la main gauche
et un deuxième rapport qui donne un
deuxième état vital dermométrique.
Cette première et cette deuxième épreuve s appellent : la « *formule dermoscopique* ». La somme des deux rapports,
divisée par 2, donne une moyenne qui
constitue la *fo·ce vitale dermométrique*, laquelle, sous l'influence d'un re-
mède, d'un traitement, d'une médication, devient : la *force vitale dermométrique médicatrice*.

*Exemple d'une formule dermosco-
pique et d'un degré de la force vitale
dermométrique devenant médicatrice
sous l'influence d'une médication.* Si
on a dans une premième épreuve :

$$\text{m. g. } 4$$
$$\text{m. d. } \overline{5}$$

— 5 —

premier rapport 80 0/0. Si on ·a dans une deuxième épreuve :

$$m.\ g.\ \frac{3}{4}$$
$$m.\ d.$$

deuxième rapport 75 0/0 : telle est la formule dermoscopique. La moyenne de 80 0/0 + 75 0/0 divisée par 2 = 77 0/0. Ce chiffre *désigne le degré de la force vitale dermométrique* qui, sous l'influence d'une médication, devient le *degré de la force vitale médicatrice.*

Usage du dermométrisme de la force vitale. Le dermométrisme de la force vitale sert à prouver : En *physiologie* la certitude de l'existence de la force vitale ; en *philosophie* la certitude de l'existence de l'unité de la vie ; en *médecine pratique* la nécessité de distinguer les déséquilibrés gauches des déséquilibrés droits ; et la possibilité de mesurer les bons ou mauvais effets d'une médication quelconque.

Le *Dermométrisme des quantités hygrométriques* caractérise : 1° La *constitution* par le *trop peu* ou le *trop* de dépense cutanée. Les forts évoluent à — 8° par minute ; les normaux à — 16° ; les faibles à + 16° ; les nerveux ou variables tantôt à — 8°, tantôt à + 16°.

Le *Dermométrisme de la force vitale physiologique* précise : 2° Le *tempérament* déséquilibré gauche de 50 0/0 à 100 0/0 ; normal de 88 0/0 à 112 0/0 ; déséquilibré droit de 100 0/0 à 200 0/0 ; nerveux ou variable tantôt à + 100 0/0, tantôt à — 100 0/0.

Le *Dermométrisme de la force vitale pathologique* indique : 3° Le *diagnostic* de la congestion passive et active du côté gauche : anémie ou hypostase gauche de 50 0/0 à 100 0/0 ; issémie ou sang normal de 88 0/0 à 112 0/0 ; hypérémie gauche (état aigu) de 100 0/0 à 200 0/0 ; névrosémie ou sang nerveux variable tantôt à + 200 0/0, tantôt à — 100 0/0.

Le *diagnostic* de la congestion passive et aiguë du côté droit : anémie ou hypostase droite de 200 0/0 à 100 0/0 ; issémie ou sang normal de 112 0/0 à 88 0/0 ; hypérémie droite (état aigu) de 100 0/0 à 50 0/0 ; névrosémie ou sang nerveux variable tantôt à — 100 0/0, tantôt à + 100 0/0.

4° Le *pronostic* de faiblesse, de force, de surexcitation gauche : faiblesse de 50 0/0 à 100 0/0 ; de force de 88 0/0 à 112 0/0 ; de surexcitation gauche de 100 0/0 à 200 0/0.

Le *pronostic* de faiblesse, force, surexcitation droite ; faiblesse de 200 0/0 à 100 0/0 ; de force de 112 0/0 à 88 0/0 ; de surexcitation droite de 100 0/0 à 50 0/0.

Le *Dermométrisme de la force vitale médicatrice* mesure : 5° Le *traitement des déséquilibrés gauches* comme *favorable* si la force vitale dermométriç .e médicatrice monte de 50 0/0 à 200 0/0 : comme *défavorable* si la même force vitale médicatrice descend de 200 0/0 à 50 0/0.

Le *traitement des déséquilibrés droits* comme *favorable* si la force vitale médicatrice descend de 200 0/0 à 50 0/0 ; comme *défavorable* si la même force vitale médicatrice monte de 50 0/0 200 0/0.

Théorie de la Dermoscopie. — Le Dermométrisme prouve que l'organisme de l'homme est un mécanisme ramené, à chaque seconde, à l'équilibre et à l'unité vitale par l'unité de pression du cœur sur le mouvement du sang bilatéral. C'est le mouvement isochrone du cœur qui produit entre le deux côtés la balance du travail mécanique pour forcer l'harmonie des forces, leurs égalités et leurs équilibres. Le Dermométrisme prouve que tout le monde est déséquilibré *normalement* par les nerfs et la chaleur vitale, et déséquilibré *anormalement* par le sang et la chaleur vitale. La déséquilibration normale est due à ce que les nerfs cérébraux ont deux centres d'origine et deux centres d'intensité différente dans les deux hémisphères cérébraux, comme le prouve la maladie qui s'appelle « *hémiplégie* ». La déséquilibration par la chaleur vitale est secondaire, puisque celle-ci obéit tantôt aux nerfs, tantôt au sang. L'unité normale de la force vitale dermométrique part du cœur et du sang artériel. Le Dermométrisme de la force vitale fournit donc à la médecine pratique expérimentale la possibilité de mesurer à chaque instant le travail mécanique de la vie bilatérale des nerfs, du sang et de la chaleur vitale par l'état hygrométrique de la main droite comparé à celui de la main gauche. Or, la mesure de la force vitale dermométrique devient *médicatrice* quand cette force vitale est sous l'influence d'une médication.

Quelles sont les conséquences normales d'une déséquilibration droite ou gauche ? L'expérimentation prouve que la force vitale normale dermométrique déviée trop à droite ou à gauche, conduit fatalement au rhumatisme ou à la goutte.

Pourquoi sommes-nous naturellement dans l'état de santé, déséquilibrés droits ou déséquilibrés gauches ? Nous ne pouvons en chercher la cause et l'origine que dans la vie des nerfs, cause première du mouvement et du travail mécanique de la matière organique. Toute cause première de déséquilibration gauche ou droite doit être nerveuse et dépendre de l'inégalité des courants nerveux qui animent la machine humaine. L'un de ces deux courants étant plus faible que l'autre, le courant qui est le moins intense donne au côté qu'il anime moins de chaleur vitale et ne lui permet de recevoir qu'une moindre quantité de sang actif. Le travail mécanique général est donc moindre dans tous les organes du côté faible. C'est ce qui fait que le Dermométrisme constate normalement moins de transpiration de ce côté, ainsi qu'une diminution de la force vitale dermométrique.

Pourquoi sommes-nous anormalement dans les maladies déséquilibrés droits ou déséquilibrés gauches ? Le côté qui présente un engorgement ou congestion chronique, comme cela se voit dans l'hypertrophie du foie, reçoit du côté malade moins de sang actif. Or, comme le cœur envoie toutes les secondes autant de sang à droite qu'à gauche, l'excès de sang qui est repoussé du côté congestionné va animer d'autant le côté opposé. De là la raison pour laquelle le Dermométrisme prouve qu'il s'élabore moins de transpiration du côté congestionné que du côté opposé. La cause des déséquilibrations congestives dermométriques anormales doit donc être attribuée à la circulation qui se ralentit plus du côté congestionné que de l'autre côté. Par contre, le côté d'une congestion aiguë reçoit plus de sang que celui qui est bien portant. Le côté malade se trouve alors plus chaud. De là l'explication de cette loi dermométrique : que le côté d'une congestion passive a moins de transpiration et de chaleur et que le côté d'une congestion aiguë a plus de transpiration et plus de chaleur.

Comment le Dermométrisme sert-il à mesurer les degrés de la force vitale médicatrice ? Le Dermométrisme ne recherche point la cause première de la vie. Sa doctrine toute expérimentale est dans les formules de la dermoscopie. Elle arrive ainsi à calculer, aussi souvent que cela est nécessaire, les degrés de la force vitale dermométrique. Elle trouve ainsi que la vie de la peau est le théâtre d un changement perpétuel. Elle trouve ainsi une méthode mathématique qui fixe la mesure des proportions sudorales qui se combinent sans cesse entre le côté droit et le côté gauche. Ces proportions produisent une quantité déterminée. qui évolue en forces égales, ou plus fortes, ou plus faibles. Les forces égales c'est 100 0/0 ; la moitié des forces c'est 50 0/0 ; le double des forces c'est 200 0/0. Les degrés de la force vitale dermométrique évoluent donc de 50 0/0 à 200 0/0 et réciproquement de 200 0/0 à 50 0/0. Le Dermométrisme assigne donc à la force vitale une échelle de 150 degrés. Le Dermométrisme indique donc comment, sous l'influence d'une médication, la force vitale médicatrice se trouve ou équilibrée ou diminuée, ou augmentée. L'expérience thérapeutique annuelle des Eaux de Vichy nous démontre que si un malade, *au début du traitement, est déséquilibré gauche* avec une force vitale de 66 0/0, le traitement des Eaux lui sera favorable si la force vitale médicatrice monte de 66 0/0 à 200 0/0 ; tandis que le même traitement lui sera défavorable si la même force vitale médicatrice descend de 200 0/0 à 50 0/0. Les mêmes études sur les Eaux de Vichy nous prouvent que si le malade, *déséquilibré droit au début du traitement*, a une force vitale de 150 0/0, la médication lui sera favorable si la force vitale médicatrice descend de 200 0/0 à 50 0/0 ; tandis que le même traitement lui sera défavorable si la force vitale médicatrice monte de 50 0/0 à 200 0/0. On peut ainsi comparer dermométriquement la force vitale médicatrice d'un jour à celle d'un autre jour, pour préciser s'il faut oui ou non continuer une médication.

Le Dermométrisme thérapeutique est une science nouvelle, positive, mathémathique, qui fournit à la médecine pratique une méthode rationnelle pour suivre les effets généraux d'un traitement sur une individualité. C'est ainsi que depuis dix ans le Dermoscope nous sert de guide dans l'emploi de la médication thermale de Vichy pour en reconnaitre les bons et les mauvais effets. Voici la loi dermométrique de la force vitale médicatrice. La médication qui équilibrera le mieux la force vitale dermométrique sera la bonne.

Or, pour arriver à l'équilibre, la force vitale dermométrique des déséquilibrés gauche devra monter, tandis que celle des déséquilibrés droits devra descendre.

OBSERVATIONS CLINIQUES A VICHY,

LES DÉSÉQUILIBRÉS GAUCHES

Obs. I. — La force vitale médicatrice *qui guérit* sous l'influence des Eaux : hépatite aiguë ; tumeur hépatique qui s'ouvre un passage abdominical par un abcès et sortie de calculs hépatiques, guérison. Commencement du traitement 84 0/0, moitié 110 0/0, fin 136 0/0.

Obs. II. — La force vitale médicatrice *qui ne guérit pas* : hépatite aiguë des pays chaud ; abcès du foie et fièvre pernicieuse. Mort rapide à Vichy. Commencement 99 0/0, fin 79 0/0.

Obs. III. — La force vitale médicatrice *qui ne reçoit des Eaux ni bien ni mal* : colique hépatique ; rhumatisme goutteux et nerveux. Commencement 88 0/0, fin 88 0/0

Obs. IV. — La force vitale médicatrice *qui guérit une année et ne guérit* pas *l'autre* : hépatite et coliques hépatiques. 1883, commencement 73 0/0, fin 114 0/0. 1884, commencement 73 0/0, fin 62 0/0.

LES DÉSÉQUILIBRÉS DROITS

Obs. I. — La force vitale médicatrice *qui guérit* sous l'influence des Eaux : hypertrophie considérable du foie et congestion chronique. Commencement 146 0/0, moitié 100 0/0, fin 97 0/0.

Obs. II. — La force vitale médicatrice *qui ne guérit pas* : hypertrophie du foie et congestion passive. Commencement 105 0/0, fin 117 0/0.

Obs. III. — La force vitale médicatrice *qui ne reçoit des Eaux ni bien, ni mal* : hypertrophie du foie et congestion passive. Commencement 121 0/0, fin 121 0/0.

Obs. IV. — La force vitale médicatrice *qui guérit une année et pas l'autre* : hyperthrophie du foie et congestion passive. 1883, commencement 146 0/0, fin 97 0/0. 1884, commencement 105 0/0, fin 119 0/0.

CONCLUSION THÉRAPEUTIQUE

Comment la Déséquilibration morbide est-elle ramenée à l'équilibration normale ?

Nous avons établi que la déséquilibration morbide était occasionnée par le sang congestionnant un organe. Or toute congestion amène un trouble et une diminution dans la circulation du côté de l'organe malade. Ce côté ne laisse plus passer le sang artériel aussi rapidement que celui du côté opposé. Si un traitement *est efficace et favorable* celui-ci permettra le retour du libre accès de la circulation, ouvrira les passages fermés et ramènera le rythme normal dans le jeu du sang, des nerfs et de la chaleur vitale. Or ce rythme ne peut se produire que par l'égale répartition du travail mécanique bilatéral. Cet équilibre général et local n'est possible que par la *hausse de la force vitale des déséquilibrés gauches* et la *baisse de la même force vitale des déséquilibrés droits*. La déséquilibration morbide ne cessera donc que lorsque la circulation bilatérale du sang sera égale à droite et à gauche. En effet, l'état nerveux désiquilibré n'empêche pas l'état normal et la chaleur vitale obéit à l'action dominatrice tantôt des nerfs, tantôt du sang.

De là, la conclusion que toute médication rationnelle doit commencer par agir sur le sang avant de songer aux nerfs et à la chaleur vitale.

$\frac{1}{9}=0.11 \quad \frac{1}{10}=0.10 \quad \frac{1}{11}=0.09 \quad \frac{1}{12}=0.08$

$\frac{2}{9}=0.22 \quad \frac{2}{10}=0.20 \quad \frac{2}{11}=0.18 \quad \frac{2}{12}=0.17 \quad \frac{2}{13}=0.15 \quad \frac{2}{14}=0.14$

$\frac{3}{9}=0.33 \quad \frac{3}{10}=0.30 \quad \frac{3}{11}=0.27 \quad \frac{3}{12}=0.25 \quad \frac{3}{13}=0.23 \quad \frac{3}{14}=0.21 \quad \frac{3}{15}=0.20 \quad \frac{3}{16}=0.19$

$\frac{4}{9}=0.44 \quad \frac{4}{10}=0.40 \quad \frac{4}{11}=0.36 \quad \frac{4}{12}=0.33 \quad \frac{4}{13}=0.31 \quad \frac{4}{14}=0.29 \quad \frac{4}{15}=0.26 \quad \frac{4}{16}=0.25$

$\frac{5}{9}=0.55 \quad \frac{5}{10}=0.50 \quad \frac{5}{11}=0.45 \quad \frac{5}{12}=0.41 \quad \frac{5}{13}=0.38 \quad \frac{5}{14}=0.36 \quad \frac{5}{15}=0.33 \quad \frac{5}{16}=0.31$

$\frac{6}{9}=0.66 \quad \frac{6}{10}=0.60 \quad \frac{6}{11}=0.54 \quad \frac{6}{12}=0.50 \quad \frac{6}{13}=0.44 \quad \frac{6}{14}=0.43 \quad \frac{6}{15}=0.40 \quad \frac{6}{16}=0.37$

$\frac{7}{9}=0.77 \quad \frac{7}{10}=0.70 \quad \frac{7}{11}=0.64 \quad \frac{7}{12}=0.58 \quad \frac{7}{13}=0.54 \quad \frac{7}{14}=0.50 \quad \frac{7}{15}=0.46 \quad \frac{7}{16}=0.44$

$\frac{8}{9}=0.88 \quad \frac{8}{10}=0.80 \quad \frac{8}{11}=0.73 \quad \frac{8}{12}=0.66 \quad \frac{8}{13}=0.61 \quad \frac{8}{14}=0.57 \quad \frac{8}{15}=0.53 \quad \frac{8}{16}=0.50$

$\frac{9}{10}=0.90 \quad \frac{9}{11}=0.82 \quad \frac{9}{12}=0.75 \quad \frac{9}{13}=0.69 \quad \frac{9}{14}=0.64 \quad \frac{9}{15}=0.60 \quad \frac{9}{16}=0.56$

$\frac{10}{11}=0.90 \quad \frac{10}{12}=0.83 \quad \frac{10}{13}=0.77 \quad \frac{10}{14}=0.71 \quad \frac{10}{15}=0.66 \quad \frac{10}{16}=0.62$

$\frac{11}{12}=0.91 \quad \frac{11}{13}=0.84 \quad \frac{11}{14}=0.78 \quad \frac{11}{15}=0.73 \quad \frac{11}{16}=0.68$

$\frac{12}{13}=0.92 \quad \frac{12}{14}=0.85 \quad \frac{12}{15}=0.80 \quad \frac{12}{16}=0.75$

$\frac{13}{14}=0.93 \quad \frac{13}{15}=0.86 \quad \frac{13}{16}=0.81$

$\frac{14}{15}=0.93 \quad \frac{14}{16}=0.87$

$\frac{15}{16}=0.94$

$\frac{1}{2}=0.50 \quad \frac{1}{3}=0.33 \quad \frac{1}{4}=0.25 \quad \frac{1}{5}=0.20 \quad \frac{1}{6}=0.16 \quad \frac{1}{7}=0.14 \quad \frac{1}{8}=0.12$

$\frac{2}{3}=0.66 \quad \frac{2}{4}=0.50 \quad \frac{2}{5}=0.40 \quad \frac{2}{6}=0.33 \quad \frac{2}{7}=0.28 \quad \frac{2}{8}=0.25$

$\frac{3}{4}=0.75 \quad \frac{3}{5}=0.60 \quad \frac{3}{6}=0.50 \quad \frac{3}{7}=0.42 \quad \frac{3}{8}=0.37$

$\frac{4}{5}=0.80 \quad \frac{4}{6}=0.66 \quad \frac{4}{7}=0.58 \quad \frac{4}{8}=0.50$

$\frac{5}{6}=0.83 \quad \frac{5}{7}=0.71 \quad \frac{5}{8}=0.62$

$\frac{6}{7}=0.85 \quad \frac{6}{8}=0.75$

$\frac{7}{8}=0.87$

TABLEAU DE LA FORCE VITALE

DERMOMÉTRIQUE

des Déséquilibrés gauches de 50 0/0 à 100 0/0.

$\frac{4}{17}=0.23 \quad \frac{4}{18}=0.22$

$\frac{5}{17}=0.29 \quad \frac{5}{18}=0.28 \quad \frac{5}{19}=0.26 \quad \frac{5}{20}=0.25$

$\frac{6}{17}=0.35 \quad \frac{6}{18}=0.33 \quad \frac{6}{19}=0.31 \quad \frac{6}{20}=0.30 \quad \frac{6}{21}=0.28 \quad \frac{6}{22}=0.27$

$\frac{7}{17}=0.41 \quad \frac{7}{18}=0.38 \quad \frac{7}{19}=0.36 \quad \frac{7}{20}=0.35 \quad \frac{7}{21}=0.33 \quad \frac{7}{22}=0.32 \quad \frac{7}{23}=0.30 \quad \frac{7}{24}=0.29$

$\frac{8}{17}=0.47 \quad \frac{8}{18}=0.44 \quad \frac{8}{19}=0.42 \quad \frac{8}{20}=0.40 \quad \frac{8}{21}=0.38 \quad \frac{8}{22}=0.36 \quad \frac{8}{23}=0.35 \quad \frac{8}{24}=0.33$

$\frac{9}{17}=0.53 \quad \frac{9}{18}=0.50 \quad \frac{9}{19}=0.47 \quad \frac{9}{20}=0.45 \quad \frac{9}{21}=0.43 \quad \frac{9}{22}=0.41 \quad \frac{9}{23}=0.39 \quad \frac{9}{24}=0.37$

$\frac{10}{17}=0.58 \quad \frac{10}{18}=0.55 \quad \frac{10}{19}=0.52 \quad \frac{10}{20}=0.50 \quad \frac{10}{21}=0.47 \quad \frac{10}{22}=0.45 \quad \frac{10}{23}=0.43 \quad \frac{10}{24}=0.41$

$\frac{11}{17}=0.64 \quad \frac{11}{18}=0.61 \quad \frac{11}{19}=0.57 \quad \frac{11}{20}=0.55 \quad \frac{11}{21}=0.52 \quad \frac{11}{22}=0.50 \quad \frac{11}{23}=0.48 \quad \frac{11}{24}=0.45$

$\frac{12}{17}=0.70 \quad \frac{12}{18}=0.66 \quad \frac{12}{19}=0.63 \quad \frac{12}{20}=0.60 \quad \frac{12}{21}=0.57 \quad \frac{12}{22}=0.54 \quad \frac{12}{23}=0.52 \quad \frac{12}{24}=0.50$

$\frac{13}{17}=0.76 \quad \frac{13}{18}=0.72 \quad \frac{13}{19}=0.68 \quad \frac{13}{20}=0.65 \quad \frac{13}{21}=0.61 \quad \frac{13}{22}=0.59 \quad \frac{13}{23}=0.56 \quad \frac{13}{24}=0.54$

$\frac{14}{17}=0.82 \quad \frac{14}{18}=0.77 \quad \frac{14}{19}=0.73 \quad \frac{14}{20}=0.70 \quad \frac{14}{21}=0.66 \quad \frac{14}{22}=0.61 \quad \frac{14}{23}=0.60 \quad \frac{14}{24}=0.58$

$\frac{15}{17}=0.87 \quad \frac{15}{18}=0.83 \quad \frac{15}{19}=0.78 \quad \frac{15}{20}=0.75 \quad \frac{15}{21}=0.74 \quad \frac{15}{22}=0.68 \quad \frac{15}{23}=0.65 \quad \frac{15}{24}=0.63$

$\frac{16}{17}=0.94 \quad \frac{16}{18}=0.88 \quad \frac{16}{19}=0.84 \quad \frac{16}{20}=0.80 \quad \frac{16}{21}=0.76 \quad \frac{16}{22}=0.72 \quad \frac{16}{23}=0.69 \quad \frac{16}{24}=0.66$

$\frac{17}{18}=0.94 \quad \frac{17}{19}=0.89 \quad \frac{17}{20}=0.85 \quad \frac{17}{21}=0.80 \quad \frac{17}{22}=0.77 \quad \frac{17}{23}=0.74 \quad \frac{17}{24}=0.70$

$\frac{18}{19}=0.95 \quad \frac{18}{20}=0.90 \quad \frac{18}{21}=0.85 \quad \frac{18}{22}=0.82 \quad \frac{18}{23}=0.78 \quad \frac{18}{24}=0.75$

$\frac{19}{20}=0.95 \quad \frac{19}{21}=0.91 \quad \frac{19}{22}=0.86 \quad \frac{19}{23}=0.82 \quad \frac{19}{24}=0.79$

$\frac{20}{21}=0.95 \quad \frac{20}{22}=0.90 \quad \frac{20}{23}=0.88 \quad \frac{20}{24}=0.83$

$\frac{21}{22}=0.95 \quad \frac{21}{23}=0.91 \quad \frac{21}{24}=0.87$

$\frac{22}{23}=0.95 \quad \frac{22}{24}=0.91$

$\frac{23}{24}=0.96$

TABLEAU DE LA FORCE VITALE

DERMOMÉTRIQUE

des Déséquilibrés droits de 200 0/0 à 100 0/0.

$\frac{9}{1}=9.00 \quad \frac{10}{1}=10.00 \quad \frac{11}{1}=11.00 \quad \frac{12}{1}=12.00$

$\frac{9}{2}=4.50 \quad \frac{10}{2}=5.00 \quad \frac{11}{2}=5.50 \quad \frac{12}{2}=6.00 \quad \frac{13}{2}=6.50 \quad \frac{14}{2}=7.00$

$\frac{9}{3}=3.00 \quad \frac{10}{3}=3.33 \quad \frac{11}{3}=3.66 \quad \frac{12}{3}=4.00 \quad \frac{13}{3}=4.33 \quad \frac{14}{3}=4.66 \quad \frac{15}{3}=5.00 \quad \frac{16}{3}=5.33$

$\frac{9}{4}=2.25 \quad \frac{10}{4}=2.50 \quad \frac{11}{4}=2.75 \quad \frac{12}{4}=3.00 \quad \frac{13}{4}=3.25 \quad \frac{14}{4}=3.50 \quad \frac{15}{4}=3.75 \quad \frac{16}{4}=4.00$

$\frac{9}{5}=1.80 \quad \frac{10}{5}=2.00 \quad \frac{11}{5}=2.20 \quad \frac{12}{5}=2.40 \quad \frac{13}{5}=2.60 \quad \frac{14}{5}=2.80 \quad \frac{15}{5}=3.00 \quad \frac{16}{5}=3.20$

$\frac{9}{6}=1.50 \quad \frac{10}{6}=1.66 \quad \frac{11}{6}=1.83 \quad \frac{12}{6}=2.00 \quad \frac{13}{6}=2.16 \quad \frac{14}{6}=2.33 \quad \frac{15}{6}=2.50 \quad \frac{16}{6}=2.66$

$\frac{9}{7}=1.28 \quad \frac{10}{7}=1.43 \quad \frac{11}{7}=1.57 \quad \frac{12}{7}=1.71 \quad \frac{13}{7}=1.85 \quad \frac{14}{7}=2.00 \quad \frac{15}{7}=2.14 \quad \frac{16}{7}=2.28$

$\frac{9}{8}=1.12 \quad \frac{10}{8}=1.25 \quad \frac{11}{8}=1.37 \quad \frac{12}{8}=1.50 \quad \frac{13}{8}=1.62 \quad \frac{14}{8}=1.75 \quad \frac{15}{8}=1.87 \quad \frac{16}{8}=2.00$

$\frac{10}{9}=1.11 \quad \frac{11}{9}=1.22 \quad \frac{12}{9}=1.33 \quad \frac{13}{9}=1.44 \quad \frac{14}{9}=1.55 \quad \frac{15}{9}=1.66 \quad \frac{16}{9}=1.77$

$\frac{11}{10}=1.10 \quad \frac{12}{10}=1.20 \quad \frac{13}{10}=1.30 \quad \frac{14}{10}=1.40 \quad \frac{15}{10}=1.50 \quad \frac{16}{10}=1.60$

$\frac{12}{11}=1.09 \quad \frac{13}{11}=1.18 \quad \frac{14}{11}=1.27 \quad \frac{15}{11}=1.36 \quad \frac{16}{11}=1.45$

$\frac{13}{12}=1.08 \quad \frac{14}{12}=1.17 \quad \frac{15}{12}=1.25 \quad \frac{16}{12}=1.33$

$\frac{14}{13}=1.08 \quad \frac{15}{13}=1.15 \quad \frac{16}{13}=1.23$

$\frac{15}{14}=1.07 \quad \frac{16}{14}=1.14$

$\frac{16}{15}=1.06$

$\frac{17}{4}=4.25 \quad \frac{18}{4}=4.50$

$\frac{17}{5}=3.40 \quad \frac{18}{5}=3.60 \quad \frac{19}{5}=3.80 \quad \frac{20}{5}=4.00$

$\frac{17}{6}=2.83 \quad \frac{18}{6}=3.00 \quad \frac{19}{6}=3.16 \quad \frac{20}{6}=3.33 \quad \frac{21}{6}=3.50 \quad \frac{22}{6}=3.66$

$\frac{17}{7}=2.43 \quad \frac{18}{7}=2.57 \quad \frac{19}{7}=2.71 \quad \frac{20}{7}=2.85 \quad \frac{21}{7}=3.00 \quad \frac{22}{7}=3.14 \quad \frac{23}{7}=3.28 \quad \frac{24}{7}=3.43$

$\frac{17}{8}=2.12 \quad \frac{18}{8}=2.25 \quad \frac{19}{8}=2.37 \quad \frac{20}{8}=2.50 \quad \frac{21}{8}=2.62 \quad \frac{22}{8}=2.75 \quad \frac{23}{8}=2.87 \quad \frac{24}{8}=3.00$

$\frac{17}{9}=1.88 \quad \frac{18}{9}=2.00 \quad \frac{19}{9}=2.11 \quad \frac{20}{9}=2.22 \quad \frac{21}{9}=2.33 \quad \frac{22}{9}=2.44 \quad \frac{23}{9}=2.55 \quad \frac{24}{9}=2.66$

$\frac{17}{10}=1.70 \quad \frac{18}{10}=1.80 \quad \frac{19}{10}=1.90 \quad \frac{20}{10}=2.00 \quad \frac{21}{10}=2.10 \quad \frac{22}{10}=2.20 \quad \frac{23}{10}=2.30 \quad \frac{24}{10}=2.40$

$\frac{17}{11}=1.54 \quad \frac{18}{11}=1.63 \quad \frac{19}{11}=1.72 \quad \frac{20}{11}=1.81 \quad \frac{21}{11}=1.90 \quad \frac{22}{11}=2.00 \quad \frac{23}{11}=2.09 \quad \frac{24}{11}=2.18$

$\frac{17}{12}=1.41 \quad \frac{18}{12}=1.50 \quad \frac{19}{12}=1.58 \quad \frac{20}{12}=1.66 \quad \frac{21}{12}=1.75 \quad \frac{22}{12}=1.83 \quad \frac{23}{12}=1.91 \quad \frac{24}{12}=2.00$

$\frac{17}{13}=1.30 \quad \frac{18}{13}=1.38 \quad \frac{19}{13}=1.44 \quad \frac{20}{13}=1.53 \quad \frac{21}{13}=1.61 \quad \frac{22}{13}=1.69 \quad \frac{23}{13}=1.77 \quad \frac{24}{13}=1.84$

$\frac{17}{14}=1.21 \quad \frac{18}{14}=1.28 \quad \frac{19}{14}=1.35 \quad \frac{20}{14}=1.42 \quad \frac{21}{14}=1.49 \quad \frac{22}{14}=1.56 \quad \frac{23}{14}=1.63 \quad \frac{24}{14}=1.70$

$\frac{17}{15}=1.13 \quad \frac{18}{15}=1.20 \quad \frac{19}{15}=1.27 \quad \frac{20}{15}=1.33 \quad \frac{21}{15}=1.40 \quad \frac{22}{15}=1.47 \quad \frac{23}{15}=1.53 \quad \frac{24}{15}=1.60$

$\frac{17}{16}=1.06 \quad \frac{18}{16}=1.12 \quad \frac{19}{16}=1.19 \quad \frac{20}{16}=1.25 \quad \frac{21}{16}=1.31 \quad \frac{22}{16}=1.37 \quad \frac{23}{16}=1.44 \quad \frac{24}{16}=1.50$

$\frac{18}{17}=1.06 \quad \frac{19}{17}=1.12 \quad \frac{20}{17}=1.18 \quad \frac{21}{17}=1.23 \quad \frac{22}{17}=1.29 \quad \frac{23}{17}=1.35 \quad \frac{24}{17}=1.41$

$\frac{19}{18}=1.05 \quad \frac{20}{18}=1.11 \quad \frac{21}{18}=1.18 \quad \frac{22}{18}=1.22 \quad \frac{23}{18}=1.28 \quad \frac{24}{18}=1.33$

$\frac{20}{19}=1.05 \quad \frac{21}{19}=1.10 \quad \frac{22}{19}=1.16 \quad \frac{23}{19}=1.21 \quad \frac{24}{19}=1.26$

$\frac{21}{20}=1.05 \quad \frac{22}{20}=1.10 \quad \frac{23}{20}=1.15 \quad \frac{24}{20}=1.20$

$\frac{22}{21}=1.05 \quad \frac{23}{21}=1.09 \quad \frac{24}{21}=1.14$

$\frac{23}{22}=1.05 \quad \frac{24}{22}=1.09$

$\frac{24}{23}=1.04$

$\frac{2}{1}=2.00 \quad \frac{3}{1}=3.00 \quad \frac{4}{1}=4.00 \quad \frac{5}{1}=5.00 \quad \frac{6}{1}=6.00 \quad \frac{7}{1}=7.00 \quad \frac{8}{1}=8.00$

$\frac{3}{2}=1.50 \quad \frac{4}{2}=2.00 \quad \frac{5}{2}=2.50 \quad \frac{6}{2}=3.00 \quad \frac{7}{2}=3.50 \quad \frac{8}{2}=4.00$

$\frac{4}{3}=1.33 \quad \frac{5}{3}=1.66 \quad \frac{6}{3}=2.00 \quad \frac{7}{3}=2.33 \quad \frac{8}{3}=2.66$

$\frac{5}{4}=1.25 \quad \frac{6}{4}=1.50 \quad \frac{7}{4}=1.75 \quad \frac{8}{4}=2.00$

$\frac{6}{5}=1.20 \quad \frac{7}{5}=1.40 \quad \frac{8}{5}=1.60$

$\frac{7}{6}=1.16 \quad \frac{8}{6}=1.33$

$\frac{8}{7}=1.14$

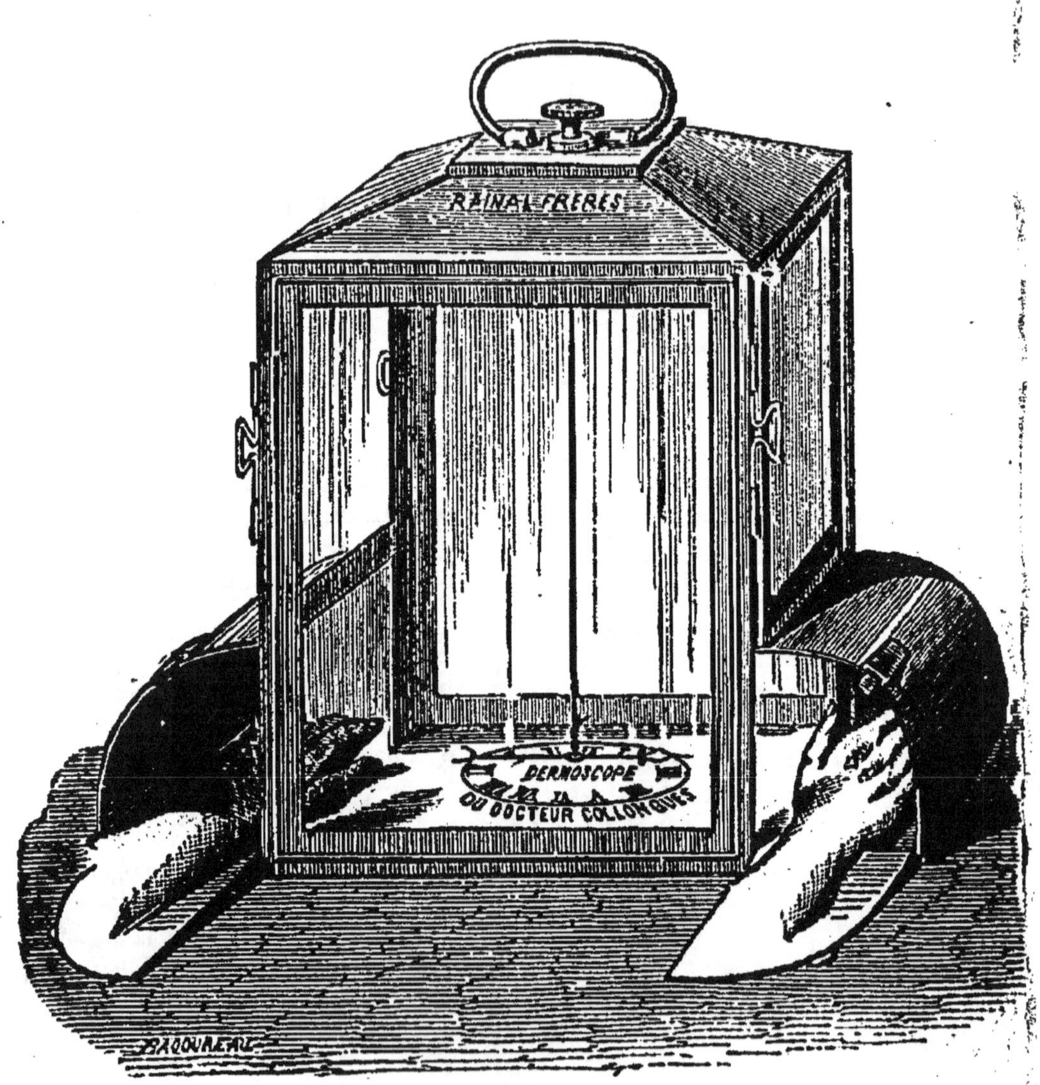

RÉNAL FRÈRES
DERMOSCOPE
DU DOCTEUR COLLONGUES
BROQUIREAU

152

Reliure serrée